T 3/2
c
135

T_c $\frac{31}{135}$.

BUREAU CENTRAL

D'INDICATION DES NOURRICES.

QUELQUES PRÉCEPTES

SUR LE CHOIX DES NOURRICES,

ET LE RÉGIME GÉNÉRAL DES ENFANS NOUVEAU-NÉS ;

Extrait de l'ouvrage du Docteur DONNÉ, *intitulé :* CONSEILS AUX MÈRES SUR LA MANIÈRE D'ÉLEVER LES ENFANS NOUVEAU-NÉS.

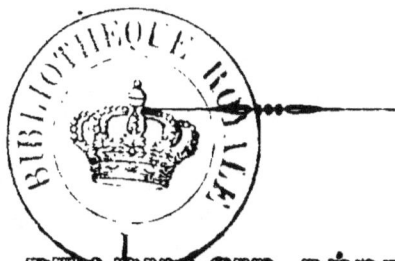

PHARMACIE LÉPINE,

FOSSÉS DE L'INTENDANCE, 28.

BORDEAUX,

IMPRIMERIE DE P. COUDERT, RUE PORTE-DIJEAUX, 43.

1843

BUREAU CENTRAL

D'INDICATION DES NOURRICES.

Lorsqu'on renonce à faire nourrir les enfans nouveau-nés par la mère, on doit s'occuper du choix d'une nourrice.

Que de soins, que de précautions il faut apporter dans ce choix !... Et combien peu de nourrices offrent les conditions qu'on est en droit d'exiger d'elles !....

Les découvertes récemment couronnées par l'Académie des Sciences, et qui sont dues aux travaux du docteur Donné, sur l'analyse chimique et microscopique du lait des femmes, ont jeté une vive lumière sur cette intéressante question, dont la solution était restée jusqu'ici dans le vague et dans l'incertitude.

Il existe à Paris un bureau central des nourrices et des bureaux particuliers, servant d'intermédiaires entre les familles qui ont besoin de nourrices pour leurs enfans, et les femmes qui, cherchent à se placer. Ces nourrices sont préalablement examinées d'après les règles exposées dans le savant ouvrage du docteur Donné.

Un semblable établissement manquait à Bordeaux.

Après avoir, dans un récent voyage fait à Paris, étudié l'organisation des bureaux des nourrices; après nous être familiarisé avec tous les détails de l'analyse du lait des femmes, tels que les pratique M. Donné; fort des encouragemens que nous avons reçus des autorités municipales, qui ont bien voulu consigner dans une lettre, en date du 21 mars 1843, le témoignage de l'accueil bienveillant qu'elles ont fait à notre plan, nous avons cru devoir fonder, à Bordeaux, un bureau central d'indication des nourrices.

ORGANISATION

DU

BUREAU CENTRAL DES NOURRICES.

Les nourrices qui se présentent ne sont inscrites sur le régistre, qu'après avoir été soumises, ainsi que leur enfant, à l'examen préalable du docteur POUGET, médecin de l'établissement.

Elles doivent porter un certificat constatant leur moralité, leur
âge, etc. ; lequel certificat reste déposé dans le bureau.

Une analyse exacte et sérieuse de leur lait est faite par M. LÉ-
PINE, chimiste et pharmacien, et les résultats sont inscrits sur
le régistre.

Le bureau n'exige aucune rétribution de la part des nourrices,
et il n'intervient en aucune manière dans les arrangemens que
celles-ci font avec les familles. Son travail principal consiste à donner connaissance aux parens, des nombreuses recherches médi-
cales et chimiques auxquelles il s'est livré pour bien apprécier la
santé et le lait des nourrices qu'il leur a procuré.

Les rapports que le bureau central à établis avec les médecins
des diverses localités d'où sortent les nourrices, le mettent à
même de surveiller les moindres variations qui peuvent surve-
nir dans la santé de ces femmes et des enfans qui leur sont
confiés, et de tenir les familles exactement au courant de tout
ce qui peut les intéresser.

On analyse également dans le bureau le lait des femmes qui
lui sont présentées.

DE L'ALLAITEMENT PAR LES NOURRICES,

ET

DU RÉGIME GÉNÉRAL DES ENFANS DU PREMIER AGE;

Extrait textuellement de l'ouvrage intitulé : Conseils sur la manière d'élever les enfans nouveau-nés , ou de l'Education des enfans du premier âge ,

PAR AL. DONNÉ,

Docteur en médecine , ex-chef de clinique de la faculté de Paris , professeur particulier de microscopie , etc., etc.

A Paris, chez J.-B. Baillière. — 1842.

Choix d'une nourrice. — *Pag.* 31.

On est loin d'apporter à ce choix toutes les précautions convenables , bien moins sans doute par indifférence et par négligence , que par suite de l'ignorance où l'on est dans le monde des conditions essentielles que l'on doit rechercher dans les nourrices , et des inconvéniens qui sont à craindre.

Deux conditions indispensables pour une bonne nourrice , sont une constitution et une santé irréprochables, et un lait abondant et de bonne qualité. Cette dernière n'est nullement dépendante de la première. Il en est de l'organe secréteur du lait, *page* 35, comme des autres organes placés , pour ainsi dire , en dehors de l'économie , et ne jouant pas un rôle important dans les fonctions essentielles à la vie. La bonne conformation de ces organes n'étant pas nécessairement liée à l'état général, il en résulte que la femme la mieux portante et la mieux constituée, peut être très mal partagée du côté de la glande mammaire et de la secrétion du lait, absolument comme on peut être doué de force et de santé avec de mauvais yeux, ou un odorat peu développé. Un mauvais estomac, une poitrine délicate, détruisent, on le conçoit, l'équilibre, tandis qu'une secrétion lactée imparfaite se rencontre avec la santé la mieux établie; *de là, la nécessité absolue d'examiner avec un soin particulier les nourrices auxquelles on veut confier la nourriture des enfans.*

Des qualités du lait et des moyens de les constater. — *Pag.* 37.

La première chose, quand il s'agit de choisir une nourrice, est de s'assurer qu'elle possède un lait de bonne qualité, riche en élémens nutritifs, pur dans sa composition et suffisamment abondant.

Les procédés que l'on a employés jusqu'à ces derniers temps pour s'assurer des bonnes qualités du lait, sont trop insignifians pour mériter aucune confiance de la part des médecins et des personnes éclairées; aussi, sont-ils abandonnés et relégués parmi les remèdes de bonne femme. Qui voudrait aujourd'hui se prononcer d'après l'aspect d'une goutte de lait placée sur l'ongle, ou dans une cuillère d'argent, ou d'après la manière dont ce liquide supporte l'ébullition ?....

Sans avoir la prétention de résoudre entièrement la question et de lever toutes les difficultés, on peut dire que, dans le plus grand nombre de cas, on est aujourd'hui en mesure de résoudre les plus essentielles. Les moyens d'analyse qui sont à la disposition des médecins, les mettent à même d'aller plus loin qu'on ne le faisait jadis; ces moyens sont fondés sur une connaissance plus exacte des parties constituantes du lait, et des substances qui peuvent en altérer la pureté, sur les progrès de la science, et sur les procédés qu'elle emploie.

Nous voudrions pouvoir faire connaître tout ce que dit M. Donné, sur la composition du lait dans ses divers états, sa richesse, sa pauvreté, et son impureté due, soit au colostrum, soit au pus lui-même.

Constitution et santé générale des nourrices.
Pag. 71.

Si le lait est le premier point à considérer dans le choix des nourrices, ce n'est là, toutefois, qu'une partie de la question, et il n'est pas moins important d'apporter l'attention la plus sévère à l'examen de la constitution et de la santé générale; la moindre négligence à cet égard, peut être suivie des résultats les plus graves. Cet examen appartient aux médecins.

Comment doit être réglé l'allaitement.

L'enfant doit prendre, le plus possible, ses repas à des heures à peu près fixes, à des intervalles suffisans pour lui laisser le temps de digérer, et non pas sans ordre et à toute heure, en mettant les digestions l'une sur l'autre, sans lui donner le temps de les achever. Outre qu'il n'est pas nécessaire, ni même avantageux, de dépasser une certaine limite en ce genre, ni d'étouffer, pour ainsi dire, les enfans sous une masse de graisse; le plus grand nombre des enfans des villes s'accommode mieux d'une nourriture plus modérée, et plus proportionnée à leur force et à leur constitution moyenne.

De l'allaitement pendant la nuit de la part des nourrices. — Pag. 117.

S'il n'existe pas pour les nourrices les mêmes motifs que pour les mères, de suspendre l'allaitement pendant la nuit, il ne faut pas tomber dans un excès contraire. On ne trouve que trop facilement des nourrices toujours prêtes à prendre l'enfant à leur sein, au moindre cri, non pas par zèle et par un dévoûment éclairés, mais parce qu'au milieu de leur sommeil elles ont plutôt fait de prendre l'enfant placé à côté d'elles et de le mettre au sein à moitié endormie sans se déranger, que de se lever pour s'assurer que rien ne le gêne, de le distraire un moment et de lui donner un peu d'eau sucrée.

L'enfant nouveau-né n'a pas ordinairement besoin de têter plus de trois ou quatre fois dans le cours de la nuit, et il est bon de l'amener promptement à ne têter que deux fois depuis le moment où on le couche le soir, jusqu'à celui où on le lève le matin. Loin de nuire à son développement, cette mesure favorise sa santé; le sommeil et un sommeil continu étant aussi nécessaire à ses forces, que la nourriture elle-même.

Quel est le meilleur régime à faire suivre aux nourrices? y a-t-il des précautions à prendre pour leur alimentation et leur régime en général? — *Pag.* 128.

Il serait facile de répondre à cette question, si elle n'était compliquée par des opinions et des préjugés, que l'on doit combattre, par des habitudes mal raisonnées, par des précautions minutieuses, et quelquefois même par une sorte d'étiquette à laquelle on prétend assujétir les nourrices.

On ne doit pas craindre d'attaquer l'opinion qui porte à croire que certains alimens sont propres à donner du lait, et certains autres à diminuer sa secrétion. Ce que l'on doit penser des différens alimens sous ce rapport, rentre dans le principe général suivant :

Aucune substance alimentaire n'a la propriété de rendre le lait plus abondant chez les femmes, pas plus que d'en diminuer la quantité; la seule règle à observer sous ce rapport, est la suivante : toute espèce d'aliment qui est bien digéré, que la nourrice supporte bien, auquel son estomac est habitué, convient à la nourrice; au contraire, les alimens réputés les plus sains dont elle ne fait pas usage habituellement, qui sont trop substantiels ou trop excitans pour son tempérament, doivent être évités.

Ainsi, il n'y a pas plus de raison de prescrire d'une manière absolue les fruits, la salade même, pas plus qu'il n'y a de motif

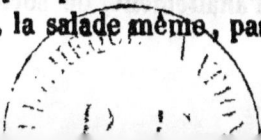

de rechercher particulièrement certains légumes ou certaines viandes. On en doit dire autant des diverses espèces de boissons.

Une fois ces règles admises, il est bien entendu que la modération doit présider au régime des nourrices. De même qu'une sage mesure indiquée par le bon sens doit être observée, quand à la quantité des alimens que l'on prend, de même aussi les mets qui font la base de la vie ordinaire, qui sont consacrés par un long et général usage, doivent principalement entrer dans le régime des nourrices. On ne saurait apporter trop de soin à se rapprocher autant que possible de leur manière de vivre ordinaire, surtout pour celles qui arrivent de la campagne, tout en améliorant cependant, dans un degré convenable, le régime un peu trop restreint auquel les assujétit souvent leur état de fortune.

De la nécessité de faire prendre l'air et de donner de l'exercice aux nourrices. — *Pag.* 133.

On ne réfléchit pas assez aux inconvéniens d'astreindre immédiatement et sans transition, à une vie sédentaire et renfermée, des femmes qui jusque-là vivaient au milieu des champs, livrées à des occupations de toute autre nature. Combien de nourrices qui changent et se détériorent en peu de temps, qui d'excellentes sous tous les rapports qu'elles étaient en arrivant, deviennent médiocres, perdent une partie de leur lait, et dont le changement n'a pas d'autre cause qu'un défaut de mouvement et d'activité, qu'une privation d'air et d'exercice !...

DU RÉGIME GÉNÉRAL DES ENFANS DU PREMIER AGE.

De la manière dont l'allaitement doit être fait. *Pag.* 137.

Quel que soit l'âge de l'enfant, il est toujours avantageux de distribuer régulièrement l'allaitement, de sorte qu'il prenne des espèces de repas à des intervalles à peu près égaux, très-rapprochés d'abord, et successivement plus éloignés.

L'enfant nouveau-né a besoin de téter très-fréquemment, non pas à chaque instant et sans mesure comme le pratiquent certaines nourrices, mais à des intervalles rapprochés, sauf quelques exceptions dépendant de la force et de l'appétit des enfans. Il convient de leur donner à téter environ toutes les deux heures, pendant le jour, pendant les premiers temps de leur existence. On doit même rapprocher les intervalles, quand l'enfant est faible ou bien d'un grand appétit.

Cette régularité ne doit pas être observée d'une manière absolue. Ainsi, on ne réveillera pas un enfant pour satisfaire un besoin qu'il ne manifeste pas.

Il est des cas cependant, où le sommeil lui-même, qu'il faut ordinairement respecter, doit attirer l'attention, quand il se prolonge au delà de certaines bornes.

Il arrive, en effet, que des enfans faibles ou mal nourris, se livrent à un sommeil prolongé, lorsqu'ils ne trouvent pas dans le lait de leur nourrice, une nourriture ni assez substantielle ni assez abondante; il semble que la nature veuille ainsi compenser l'insuffisance de l'alimentation. L'examen de la nourrice fera alors souvent découvrir qu'elle n'a qu'une petite quantité de lait, ou que son lait est pauvre et séreux; si l'on observe l'enfant, l'on ne tardera pas à s'apercevoir qu'il ne profite pas. Le meilleur moyen pour se rendre compte du degré de développement que prend l'enfant, est de le peser une ou deux fois par mois. On néglige ce moyen direct, par suite d'un préjugé auquel on ferait bien de renoncer dans l'intérêt de sa propre satisfaction, et surtout dans l'intérêt de l'enfant.

L'allaitement doit se ralentir et devenir moins fréquent, à mesure que celui-ci avance en âge. Ce n'est guère que pendant les premiers mois où les six premières semaines, que les intervalles doivent être aussi rapprochés; plus tard, il suffit de lui donner à téter toutes les trois heures. pour qu'il soit parfaitement nourri, si la nourrice est bonne; il peut même téter moins souvent encore sans inconvénient, s'il trouve chaque fois de bonnes doses de lait dans les seins.

Vers l'âge de six mois, il est bon de commencer à introduire dans le régime des enfans, autre chose que le lait de leur nourrice ou le lait de vache que l'on a pu y ajouter comme supplément; toutefois, il faut faire exception pour les enfans qui sont nourris par leur mère, dans le cas où celles-ci n'ont qu'une moyenne quantité de lait, où elles ont besoin d'être ménagées. Si ces enfans sont bien portans, sans être trop forts, il pourra être avantageux de leur faire prendre, dès l'âge de trois mois, une bouillie légère préparée avec des fécules que l'on indiquera tout à l'heure. Quand aux enfans allaités par des étrangères, il faudrait que l'on eût de bonnes raisons pour tenir à leurs nourrices, pour accorder à celles-ci le même privilége et les conserver en dépit de l'insuffisance de leur lait.

On doit commencer pour un enfant parvenu à l'âge de cinq à six mois, par une ou deux bouillies bien claires faites avec l'arow-root, la fécule de pommes de terre, la fleur de farine de froment séchée au four, la crème de riz. On passera de l'une à l'autre; on insistera de préférence sur l'une d'elles, suivant le goût et suivant l'état de l'enfant; ainsi on choisira la crème de riz lorsque l'enfant paraîtra un peu relâché; la fécule de pomme terre conviendra comme aliment raffraîchissement, l'arow-root comme aliment léger; la farine de froment, au contraire, comme substance très-nourrissante; mais dans tous les cas, il est bon de varier et d'alterner toutes ces fécules; le changement et la variété des alimens étant un point essentiel pour les enfans dès qu'ils sont entrés dans la vie ordinaire.

Successivement, on ajoutera la sémoule claire, le vermicelle même, et l'on arrivera promptement au bouillon, c'est-à-dire à des potages légers composés avec ces mêmes farines. Enfin, on ne doit donner de la viande qu'après le sévrage, et dès que les enfans ont assez de dents pour broyer le blanc de poulet ou quelque autre chair aussi tendre.

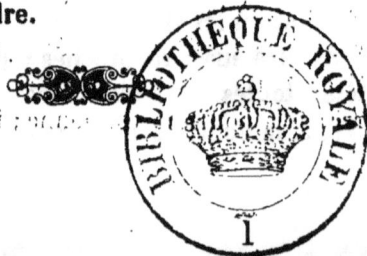